INTRODUCTION

Bienvenue pour découvrir les secrets d'une alimentation bénéfique après un AVC. Adopter une alimentation adaptée peut jouer un rôle crucial dans la prévention des AVC et dans le soutien à la récupération après un tel événement. Que vous cherchiez à prévenir les AVC ou à favoriser votre rétablissement, il est essentiel de prendre en compte les choix alimentaires que vous faites au quotidien. Les AVC surviennent en raison d'une perturbation de la circulation sanguine dans le cerveau, et une alimentation adaptée peut contribuer à maintenir la pression artérielle sous contrôle, à réduire l'inflammation et à favoriser la santé cardiovasculaire. Découvrez ci-dessous des conseils nutritionnels judicieux pour vous aider à prendre le contrôle de votre bien-être cérébral et à promouvoir une vie saine et équilibrée.

CHAPITRE UN

Définition de l'Accident Vasculaire Cérébral (AVC)

L'Accident Vasculaire Cérébral (AVC) est un événement médical sérieux qui survient lorsque la circulation sanguine vers une partie du cerveau est perturbée. Il peut être causé par une obstruction d'un vaisseau sanguin (AVC ischémique) ou par la rupture d'un vaisseau sanguin (AVC hémorragique). Les cellules cérébrales privées d'oxygène et de nutriments vitaux commencent à se détériorer rapidement, ce qui peut entraîner des dommages permanents ou même la mort des tissus cérébraux.

Les AVC peuvent se manifester sous différentes formes et avoir des conséquences variables en fonction de la zone du cerveau affectée. Les symptômes courants d'un AVC comprennent une faiblesse soudaine d'un côté du corps, une perte de sensation, des troubles de la parole, des difficultés à comprendre ou à s'exprimer, des problèmes de coordination et des maux de tête violents.

Types d'Accidents Vasculaires Cérébraux (AVC)

Les Accidents Vasculaires Cérébraux (AVC) se présentent sous différentes formes, chacune ayant des causes et des caractéristiques distinctes. Deux types principaux d'AVC sont largement reconnus : l'AVC ischémique et l'AVC hémorragique.

AVC Ischémique :

Cet AVC survient lorsqu'un vaisseau sanguin qui alimente le cerveau est bloqué par un caillot de sang ou par une accumulation de dépôts graisseux (athérome). Cela entraîne une diminution ou un arrêt complet de l'apport sanguin à une région du cerveau. Les AVC ischémiques peuvent être sous-classifiés en emboliques, lorsqu'un caillot se forme ailleurs dans le corps et se déplace vers le cerveau, ou en thrombotiques, lorsque le caillot se forme directement dans le vaisseau cérébral.

AVC Hémorragique :

Dans ce type d'AVC, un vaisseau sanguin dans le cerveau se rompt, provoquant une hémorragie. Cela peut résulter de l'affaiblissement des parois des vaisseaux sanguins (anévrisme) ou d'une hypertension artérielle non contrôlée. L'hémorragie provoque une pression accrue sur les tissus cérébraux, ce qui peut entraîner des dommages supplémentaires.

Causes des Accidents Vasculaires Cérébraux (AVC)

Plusieurs facteurs contribuent au développement d'un AVC, chacun jouant un rôle spécifique dans la prédisposition à cette condition.

Hypertension Artérielle :

L'hypertension artérielle, ou pression artérielle élevée, est l'un des principaux facteurs de risque d'AVC. Une pression artérielle non contrôlée peut endommager les parois des vaisseaux sanguins, augmentant ainsi le risque de formation de caillots.

Athérosclérose :

L'accumulation de plaques de graisse et de cholestérol dans les parois des artères, appelée athérosclérose, peut réduire le flux sanguin vers le cerveau et provoquer un AVC ischémique.

Diabète :

Les personnes atteintes de diabète ont un risque accru d'AVC en raison de l'effet néfaste du diabète sur les vaisseaux sanguins et sur le système nerveux.

Tabagisme :

Le tabagisme endommage les vaisseaux sanguins, augmente la pression artérielle et favorise la formation de caillots, augmentant ainsi le risque d'AVC.

Maladies Cardiaques :

Les maladies cardiaques, telles que la fibrillation auriculaire, peuvent provoquer la formation de caillots sanguins qui peuvent se déplacer vers le cerveau et causer un AVC.

Obésité :

L'obésité est associée à un risque accru d'hypertension, de diabète et de maladies cardiaques, tous étant des facteurs de risque majeurs d'AVC.

Sédentarité :

Un mode de vie sédentaire contribue à l'obésité, à l'hypertension et à d'autres facteurs de risque d'AVC.

Antécédents Familiaux :

Les antécédents familiaux d'AVC peuvent indiquer une prédisposition génétique à cette condition.

Âge :

Le risque d'AVC augmente avec l'âge, en partie en raison de l'accumulation progressive de facteurs de risque au fil du temps.

Alimentation Malsaine :

Une alimentation riche en graisses saturées, en sel et en sucres peut contribuer à l'hypertension artérielle, à l'obésité et à d'autres facteurs de risque d'AVC.

Symptômes de l'Accident Vasculaire Cérébral (AVC)

Reconnaître les symptômes d'un Accident Vasculaire Cérébral (AVC) est essentiel pour une intervention médicale rapide et efficace. Un AVC survient lorsque la circulation sanguine vers une partie du cerveau est perturbée, ce qui peut entraîner des symptômes spécifiques qui nécessitent une attention immédiate. Voici les signes courants d'un AVC :

Engourdissement ou Faiblesse Soudaine :

Une sensation d'engourdissement ou de faiblesse soudaine dans le visage, le bras ou la jambe, généralement d'un côté du corps, peut être un signe d'AVC. Vous pourriez avoir du mal à tenir des objets ou à sourire.

Confusion Soudaine :

Des difficultés soudaines à comprendre ou à formuler des phrases, ainsi qu'une confusion mentale, peuvent indiquer un AVC en cours.

Troubles de la Vision :

Une perte soudaine de vision d'un œil ou des deux yeux, des difficultés à voir clairement ou des anomalies visuelles telles que des points aveugles, peuvent être des symptômes d'AVC.

Troubles de l'Élocution :

Une difficulté à parler, à trouver les mots appropriés ou à articuler correctement peut être un signe d'AVC. La parole peut sembler brouillée ou incohérente.

Perte d'Équilibre ou de Coordination :

Si vous avez soudainement du mal à marcher, à vous tenir debout ou à coordonner vos mouvements, cela peut indiquer un AVC.

Maux de Tête Soudains et Intenses :

Un mal de tête sévère, souvent décrit comme le pire que vous ayez jamais ressenti, peut accompagner un AVC hémorragique.

Troubles de la Sensation :

Une perte soudaine de sensation, de picotements ou de engourdissements dans n'importe quelle partie du corps peut être un symptôme d'AVC.

Diagnostic de l'Accident Vasculaire Cérébral (AVC)

Voici les étapes typiques du processus de diagnostic de l'AVC :

Évaluation des Symptômes :

Les médecins commencent par évaluer les symptômes signalés par le patient. Les signes tels que l'engourdissement, la faiblesse d'un côté du corps, la confusion, les problèmes d'élocution et les troubles de la vision peuvent indiquer un AVC.

Examen Physique :

Un examen physique approfondi est effectué pour évaluer la fonction motrice, la coordination, la réactivité et d'autres indicateurs de l'état neurologique du patient.

Imagerie Cérébrale :

Les techniques d'imagerie, telles que la tomodensitométrie (TDM) ou l'imagerie par résonance magnétique (IRM), sont essentielles pour visualiser le cerveau et déterminer la présence d'une lésion, la localisation et le type d'AVC (ischémique ou hémorragique).

Angiographie :

Parfois, une angiographie cérébrale est réalisée pour examiner les vaisseaux sanguins du cerveau et déterminer la cause sous-jacente de l'AVC, telle qu'une obstruction ou une rupture.

Analyses de Sang :

Des analyses sanguines peuvent être effectuées pour évaluer les niveaux de glucose, de cholestérol et d'autres facteurs de risque liés à l'AVC.

Évaluation Cardiaque :

Étant donné que certaines affections cardiaques peuvent augmenter le risque d'AVC, des évaluations cardiaques, telles qu'un électrocardiogramme (ECG), peuvent être réalisées.

Évaluation des Facteurs de Risque :

Les médecins examinent les antécédents médicaux du patient, les facteurs de risque tels que l'hypertension, le diabète, le tabagisme et les maladies cardiaques, pour déterminer les causes possibles de l'AVC.

Heure de Début des Symptômes :

Connaître l'heure de début des symptômes est crucial pour déterminer les options de traitement, notamment l'administration éventuelle d'un traitement thrombolytique (dissolution des caillots).

Traitement de l'Accident Vasculaire Cérébral (AVC)

Voici un aperçu des approches de traitement courantes pour l'AVC :

Traitement Thrombolytique :

Pour les AVC ischémiques, l'administration rapide d'un médicament thrombolytique, tel que l'activateur tissulaire du plasminogène (t-PA), peut aider à dissoudre le caillot sanguin responsable de l'obstruction. Cependant, ce traitement doit être administré dans les premières heures suivant l'apparition des symptômes.

Thrombectomie Mécanique :

Une thrombectomie mécanique implique l'utilisation d'un cathéter pour retirer le caillot sanguin qui bloque un vaisseau cérébral. C'est une option pour certains AVC ischémiques graves et peut être efficace si elle est réalisée tôt.

Traitement des AVC Hémorragiques :

Pour les AVC hémorragiques, le traitement vise généralement à contrôler le saignement et à réduire la pression intracrânienne. Dans certains cas, une intervention chirurgicale peut être nécessaire pour réparer le vaisseau sanguin endommagé.

Médicaments Anti-Plaquettaires et Anticoagulants :

Ces médicaments peuvent être prescrits pour réduire le risque de formation de caillots et prévenir de futurs AVC.

Réadaptation :

Après un AVC, la réadaptation est cruciale pour aider les patients à retrouver leur mobilité, leur force et leurs compétences cognitives. Elle peut impliquer une physiothérapie, une ergothérapie et une orthophonie.

Gestion des Facteurs de Risque :

Les médecins travaillent avec les patients pour contrôler les facteurs de risque modifiables tels que l'hypertension, le diabète et l'hypercholestérolémie, afin de prévenir de futurs AVC.

Soutien Psychologique :

Les patients et leurs familles peuvent bénéficier d'un soutien psychologique pour faire face aux défis émotionnels et mentaux liés à l'AVC.

Éducation et Prévention :

Les patients sont éduqués sur les mesures de prévention, les changements de mode de vie et la prise de médicaments pour réduire le risque de récidive d'AVC.

Prévention de l'Accident Vasculaire Cérébral (AVC)

Voici des conseils pour prévenir les AVC :

Contrôler la Pression Artérielle :

L'hypertension artérielle est l'un des principaux facteurs de risque d'AVC. Faites vérifier votre pression artérielle régulièrement et suivez les conseils médicaux pour la maintenir dans des niveaux sains.

Gérer le Diabète :

Si vous avez le diabète, suivez les recommandations médicales pour contrôler votre glycémie. La gestion du diabète peut réduire les risques de l'AVC.

Maintenir un Poids Santé :

L'obésité est liée à un risque accru d'AVC. Adoptez un régime alimentaire équilibré et incorporez une activité physique régulière pour maintenir un poids santé.

Arrêter de Fumer :

Le tabagisme endommage les vaisseaux sanguins et augmente le risque d'AVC. Arrêter de fumer réduit considérablement ce risque.

Adopter une Alimentation Saine :

Une alimentation riche en fruits, légumes, grains entiers, sources de protéines maigres et graisses saines contribue à maintenir une santé cardiovasculaire optimale.

Faire de l'Exercice :

L'activité physique régulière aide à maintenir un poids santé, à contrôler la pression artérielle et à réduire le risque d'AVC.

Gérer le Stress :

Le stress chronique peut contribuer aux facteurs de risque d'AVC tels que l'hypertension. Pratiquez des techniques de gestion du stress comme la méditation, le yoga et la relaxation.

Limiter l'Alcool :

Si vous consommez de l'alcool, faites-le avec modération. Une consommation excessive d'alcool peut augmenter le risque d'AVC.

Contrôler le Cholestérol :

Maintenez des niveaux de cholestérol sains en adoptant une alimentation faible en graisses saturées et en trans, en favorisant les graisses insaturées et en suivant les conseils médicaux.

Prendre les Médicaments Appropriés :

Si vous avez des antécédents médicaux nécessitant des médicaments tels que des anticoagulants ou des médicaments antiplaquettaires, assurez-vous de les prendre régulièrement et selon les prescriptions.

Régime Alimentaire pour la Prévention et la Gestion de l'Accident Vasculaire Cérébral (AVC)

Un régime alimentaire approprié joue un rôle crucial dans la prévention et la gestion de l'Accident Vasculaire Cérébral (AVC). En adoptant des choix alimentaires sains et équilibrés, il est possible de réduire les risques de développer cette condition et de soutenir la récupération après un AVC. Voici des directives pour un régime alimentaire axé sur la prévention et la gestion des AVC :

L'Importance des Fruits et Légumes : Les fruits et légumes sont riches en vitamines, minéraux, fibres et antioxydants. Ils aident à protéger les cellules cérébrales contre les dommages, réduisent l'inflammation et favorisent la santé cardiaque.

Choisissez des Grains Entiers : Optez pour des grains entiers tels que le pain complet, le riz brun et les pâtes de blé entier. Ils fournissent des fibres et des nutriments essentiels qui soutiennent la santé cardiaque.

Source de Protéines Maigres : Choisissez des sources de protéines maigres telles que les poissons gras (saumon, maquereau), les légumineuses, le poulet sans peau et les œufs. Les acides gras oméga-3 présents dans les poissons gras sont particulièrement bénéfiques pour la santé cérébrale.

Limitation des Graisses Saturées et Trans : Réduisez la consommation d'aliments riches en graisses saturées et trans, tels que les aliments frits, les produits laitiers gras et les viandes grasses. Optez pour des graisses insaturées trouvées dans les noix, les avocats et les huiles végétales.

Contrôle de la Consommation de Sel : Réduisez la quantité de sel dans votre alimentation pour aider à maintenir une pression artérielle saine. Évitez les aliments transformés riches en sodium.

Modération dans la Consommation d'Alcool : Si vous consommez de l'alcool, faites-le avec modération. Les excès d'alcool peuvent augmenter le risque d'AVC.

Hydratation Adéquate : Buvez suffisamment d'eau tout au long de la journée pour maintenir une hydratation optimale et favoriser la circulation sanguine.

Contrôle de la Portion : Portez une attention particulière aux portions pour éviter la surconsommation et le gain de poids.

Fruits à Coque et Graines : Les noix, les graines et les amandes sont riches en acides gras sains, en fibres et en antioxydants. Ils sont bénéfiques pour la santé cardiaque et cérébrale.

Privilégiez les Aliments à Indice Glycémique Bas : Choisissez des aliments avec un indice glycémique bas pour aider à contrôler la glycémie et réduire les risques de diabète.

Aliments à Limiter ou Éviter dans le Cadre du Régime Alimentaire pour la Prévention et la Gestion de l'Accident Vasculaire Cérébral (AVC)

L'adoption d'un régime alimentaire sain et équilibré est crucial pour prévenir et gérer l'Accident Vasculaire Cérébral (AVC). Cela implique non seulement de choisir les bons aliments, mais aussi de limiter ou d'éviter certains produits qui peuvent contribuer aux facteurs de risque d'AVC. Voici une liste d'aliments à limiter ou à éviter dans le cadre de la prévention et de la gestion des AVC :

Graisses Saturées et Trans : Limitez la consommation d'aliments riches en graisses saturées et trans, tels que la viande grasse, les produits laitiers entiers, les aliments frits et les collations emballées. Ces graisses peuvent augmenter le cholestérol et contribuer aux risques d'AVC.

Sel en Excès : Évitez les aliments riches en sel, comme les aliments transformés, les soupes en conserve et les collations salées. Une consommation excessive de sel peut contribuer à l'hypertension artérielle.

Sucre Raffiné : Réduisez la consommation d'aliments riches en sucre raffiné, tels que les boissons sucrées, les pâtisseries et les bonbons. L'excès de sucre peut contribuer à l'obésité et à d'autres facteurs de risque d'AVC.

Aliments Transformés : Limitez les aliments transformés et préférez les options fraîches et naturelles. Les aliments transformés peuvent contenir des quantités élevées de sel, de sucre et de graisses malsaines.

Viandes Rouges et Charcuterie : Réduisez la consommation de viandes rouges et de charcuterie, car elles peuvent contenir des graisses saturées et des additifs néfastes.

Alcool en Excès : Limitez la consommation d'alcool à des niveaux modérés. Une consommation excessive d'alcool peut augmenter la pression artérielle et les risques d'AVC.

Aliments Frits : Évitez les aliments frits, car ils contiennent des graisses malsaines et peuvent contribuer à la prise de poids.

Produits de Boulangerie Raffinés : Réduisez la consommation de produits de boulangerie raffinés tels que les croissants, les pains blancs et les pâtisseries. Optez pour des options à base de grains entiers.

Boissons Énergisantes et Gazeuses : Évitez les boissons énergisantes et gazeuses, car elles peuvent contenir des quantités élevées de sucre et de caféine.

Fast-Food : Limitez la consommation de fast-food, car ces repas sont souvent riches en calories vides, en graisses saturées et en sel.

Plan de Repas pour le Régime Alimentaire de Prévention de l'Accident Vasculaire Cérébral (AVC) sur Plusieurs Jours

Voici un exemple de plan de repas sur plusieurs jours qui met l'accent sur les aliments bénéfiques pour la santé cérébrale et cardiovasculaire :

Jour 1 :

Petit-déjeuner :

• Porridge d'avoine avec des baies fraîches et des amandes effilées.

• Un verre de jus d'orange fraîchement pressé.

Déjeuner :

• Salade de poulet grillé avec des légumes verts, des tomates, des concombres et des graines de tournesol.

• Vinaigrette à base d'huile d'olive extra vierge et de vinaigre balsamique.

Collation :

• Yaourt grec nature avec des morceaux de fruits.

Dîner :

• Filet de saumon cuit au four avec des légumes rôtis (courgettes, poivrons, oignons) et du quinoa.

Jour 2 :

Petit-déjeuner :

• Smoothie aux épinards, banane, flocons d'avoine et lait d'amande.

Déjeuner :

• Wrap de blé entier avec des légumes grillés, de l'avocat et des haricots noirs.

• Une portion de fruits frais.

Collation :

• Poignée de noix mélangées (noix, amandes, noix de cajou).

Dîner :

• Poulet cuit à la vapeur avec une sauce à l'ail et aux herbes, accompagné de brocoli vapeur et de quinoa.

Jour 3 :

Petit-déjeuner :

• Tartine de pain complet avec du beurre d'arachide naturel et des tranches de banane.

• Un verre de lait d'amande.

Déjeuner :

• Salade de thon avec des légumes colorés, des olives, des œufs durs et une vinaigrette légère à base d'huile d'olive.

Collation :

• Bâtonnets de carotte avec de l'houmous.

Dîner :

• Poisson blanc poêlé (flétan, cabillaud) avec des asperges grillées et du riz brun.

Liste d'Épicerie pour le Régime Alimentaire de Prévention de l'Accident Vasculaire Cérébral (AVC)

Voici une liste d'épicerie complète pour vous aider à choisir les bons aliments pour votre régime de prévention de l'AVC :

Fruits et Légumes :

• Épinards

• Brocoli

• Tomates

- Poivrons
- Carottes
- Concombres
- Courgettes
- Asperges
- Haricots verts
- Avocats
- Bananes
- Pommes
- Baies (framboises, myrtilles, fraises)
- Oranges
- Citrons

Grains et Céréales :

- Avoine à grains entiers
- Quinoa
- Riz brun
- Pain complet
- Pâtes de blé entier

Protéines Maigres :

- Poitrines de poulet sans peau
- Filets de poisson (saumon, cabillaud)
- Dinde hachée maigre
- Légumineuses (haricots noirs, lentilles, pois chiches)

Produits Laitiers et Alternatives :

- Yaourt grec nature

- Lait d'amande non sucré
- Fromage à faible teneur en matières grasses

Noyaux et Graines :

- Amandes
- Noix de cajou
- Noix
- Graines de tournesol
- Graines de chia

Huiles et Assaisonnements :

- Huile d'olive extra vierge
- Vinaigre balsamique
- Herbes et épices (ail, basilic, origan, curcuma)

Autres :

- Œufs
- Poisson en conserve (thon, saumon)
- Hummus
- Légumes surgelés (pour les jours occupés)
- Légumes et fruits congelés (pour les smoothies)

Boissons :

- Eau
- Lait d'amande non sucré

Articles Facultatifs :

- Tofu
- Beurre d'arachide naturel
- Céréales à grains entiers

CHAPITRE DEUX

*Recettes et directives pour
le régime post-AVC*

Blanc De Poulet Grillé Avec Salade De Quinoa

Description du Repas : Un repas délicieux et sain qui associe la tendreté du blanc de poulet grillé à la fraîcheur d'une salade de quinoa colorée. Cette recette est riche en protéines maigres et en nutriments essentiels tout en restant légère avec moins de 250 calories par portion.

Ingrédients :

Pour le Blanc de Poulet Grillé :

• 2 blancs de poulet sans peau

• Sel et poivre au goût

• 1 cuillère à soupe d'huile d'olive

Pour la Salade de Quinoa :

• 1 tasse de quinoa cuit et refroidi

• 1 concombre moyen, coupé en dés

• 1 poivron rouge, coupé en dés

• 1 tasse de tomates cerises, coupées en deux

• 1/4 de tasse d'oignon rouge, finement haché

- 1/4 de tasse de persil frais, haché

Pour la Vinaigrette :

- 2 cuillères à soupe d'huile d'olive extra vierge

- Jus de 1 citron

- Sel et poivre au goût

Instructions :

1. Préparation du Blanc de Poulet Grillé :

- Préchauffez le gril à feu moyen-élevé.

- Assaisonnez les blancs de poulet avec du sel et du poivre des deux côtés.

- Badigeonnez légèrement d'huile d'olive.

- Placez les blancs de poulet sur le gril préchauffé et faites cuire pendant environ 6-7 minutes de chaque côté, jusqu'à ce qu'ils soient bien cuits et qu'ils aient de belles marques grillées.

- Retirez du gril et laissez reposer pendant quelques minutes avant de trancher.

2. Préparation de la Salade de Quinoa :

- Dans un grand bol, mélangez le quinoa cuit, les dés de concombre, les dés de poivron, les tomates cerises coupées en deux, l'oignon rouge haché et le persil frais.

3. Préparation de la Vinaigrette :

- Dans un petit bol, mélangez l'huile d'olive extra vierge, le jus de citron, le sel et le poivre. Bien mélanger.

4. Assemblage :

- Versez la vinaigrette sur la salade de quinoa et mélangez délicatement pour bien enrober tous les ingrédients.

5. Servir :

• Répartissez la salade de quinoa dans des assiettes.

• Coupez les blancs de poulet grillé en tranches et disposez-les sur le dessus de la salade.

• Servez immédiatement et dégustez !

Information Nutritionnelle (Par Portion) :

• Calories : 230

• Protéines : 25 g

• Lipides : 8 g

• Glucides : 15 g

• Fibres : 3 g

Saumon Au Four Avec Brocoli Vapeur

Description du Repas : Un repas équilibré et délicieux mettant en vedette le saumon cuit au four et le brocoli vapeur. Cette recette est non seulement facile à préparer, mais elle offre également une combinaison nutritive de protéines maigres, d'acides gras sains et de légumes verts riches en vitamines et minéraux. Chaque portion est conçue pour contenir moins de 250 calories tout en fournissant une excellente source de nutriments essentiels.

Ingrédients :

Pour le Saumon au Four :

• 2 filets de saumon

• Sel et poivre, au goût

• Jus d'un citron

- 1 cuillère à soupe d'huile d'olive

- Herbes aromatiques (aneth, thym, romarin), au choix

Pour le Brocoli Vapeur :

- 2 tasses de brocoli, coupé en bouquets

- Sel, au goût

Instructions :

1. Préparation du Saumon au Four :

- Préchauffez votre four à 200°C (390°F).

- Placez les filets de saumon sur une plaque de cuisson recouverte de papier parchemin.

- Arrosez les filets de saumon avec le jus de citron et l'huile d'olive.

- Assaisonnez avec du sel, du poivre et les herbes aromatiques de votre choix.

2. Cuisson du Saumon :

- Placez la plaque de cuisson au four préchauffé.

- Faites cuire le saumon pendant environ 12-15 minutes, ou jusqu'à ce qu'il soit bien cuit et se défasse facilement à la fourchette.

3. Préparation du Brocoli Vapeur :

- Pendant que le saumon cuit, portez une petite quantité d'eau à ébullition dans une casserole.

- Placez les bouquets de brocoli dans un panier vapeur au-dessus de l'eau bouillante.

- Saupoudrez de sel.

- Couvrez la casserole et laissez cuire le brocoli à la vapeur pendant environ 5-7 minutes, jusqu'à ce qu'il soit tendre mais encore légèrement croquant.

4. Assemblage :

• Une fois le saumon cuit, sortez-le du four.

• Disposez les filets de saumon cuits sur des assiettes de service.

5. Accompagnement :

• Servez le saumon avec les bouquets de brocoli vapeur.

6. Nutrition (Par Portion) :

• Calories : 220

• Protéines : 25 g

• Lipides : 11 g

• Glucides : 7 g

• Fibres : 3 g

Sauté De Dinde Aux Légumes

Description du Repas : Un sauté sain et savoureux qui met en valeur la tendreté de la dinde associée à une variété de légumes croquants. Cette recette de sauté de dinde aux légumes est rapide à préparer et offre une combinaison équilibrée de protéines maigres et de légumes colorés riches en nutriments. Chaque portion est conçue pour contenir moins de 250 calories, ce qui en fait un choix parfait pour un repas léger et nourrissant.

Ingrédients :

• 300 g de dinde, coupée en fines lanières

• 2 cuillères à soupe d'huile d'olive

• 1 poivron rouge, coupé en fines lamelles

- 1 poivron jaune, coupé en fines lamelles
- 1 courgette, coupée en rondelles
- 1 carotte, coupée en julienne
- 1 oignon, émincé
- 2 gousses d'ail, émincées
- 2 cuillères à soupe de sauce soja réduite en sodium
- 1 cuillère à soupe de sauce d'huître
- 1 cuillère à café de gingembre frais râpé
- Sel et poivre, au goût
- Grain de sésame (en option), pour la garniture
- Coriandre fraîche (en option), pour la garniture

Instructions :

1. Préparation de la Dinde :

- Assaisonnez les lanières de dinde avec du sel et du poivre.

- Dans une poêle ou un wok, faites chauffer 1 cuillère à soupe d'huile d'olive à feu moyen-élevé.

- Faites revenir la dinde dans la poêle jusqu'à ce qu'elle soit bien cuite et légèrement dorée. Retirez la dinde de la poêle et réservez-la.

2. Préparation des Légumes :

- Dans la même poêle, ajoutez la cuillère à soupe restante d'huile d'olive.

- Faites revenir l'oignon et l'ail jusqu'à ce qu'ils soient parfumés et légèrement dorés.

- Ajoutez les poivrons, la courgette et la carotte. Faites sauter pendant environ 3-4 minutes, jusqu'à ce que les légumes soient tendres mais encore croquants.

3. Préparation de la Sauce :

• Dans un bol, mélangez la sauce soja, la sauce d'huître et le gingembre râpé.

• Versez la sauce dans la poêle avec les légumes.

4. Assemblage :

• Ajoutez les lanières de dinde cuites dans la poêle avec les légumes et la sauce.

• Mélangez bien pour enrober les ingrédients de la sauce.

5. Garniture :

• Garnissez éventuellement de graines de sésame et de coriandre fraîche pour plus de saveur.

6. Servir :

• Répartissez le sauté de dinde aux légumes dans des assiettes.

• Servez chaud et profitez de ce repas délicieux et équilibré !

Nutrition (Par Portion) :

• Calories : 230

• Protéines : 25 g

• Lipides : 10 g

• Glucides : 12 g

• Fibres : 3 g

Brochettes De Tofu Et Légumes

Description du Repas : Des brochettes végétariennes délicieuses et colorées mettant en valeur le tofu mariné et une variété de légumes frais. Cette recette de brochettes de tofu et légumes est non seulement une option nutritive, mais elle offre également une expérience culinaire agréable grâce à sa combinaison d'ingrédients savoureux. Chaque portion est conçue pour contenir moins de 250 calories, ce qui en fait un choix idéal pour un repas léger et équilibré.

Ingrédients :

Pour le Tofu Mariné :

• 250 g de tofu ferme, coupé en cubes

• 2 cuillères à soupe de sauce soja réduite en sodium

• 1 cuillère à soupe d'huile d'olive

• 1 cuillère à café de sirop d'érable

• 1 gousse d'ail, émincée

• 1 cuillère à café de jus de citron

• Poivre noir moulu, au goût

Pour les Brochettes :

• 1 poivron rouge, coupé en morceaux

• 1 poivron jaune, coupé en morceaux

• 1 courgette, coupée en rondelles

• 1 oignon rouge, coupé en quartiers

• Champignons, au choix

• Tomates cerises

Instructions :

1. Préparation du Tofu Mariné :

• Dans un bol, mélangez la sauce soja, l'huile d'olive, le sirop d'érable, l'ail émincé, le jus de citron et le poivre noir moulu.

• Ajoutez les cubes de tofu dans le bol et mélangez pour les enrober de marinade.

• Laissez mariner pendant au moins 30 minutes, en remuant de temps en temps.

2. Préparation des Brochettes :

• Préchauffez le gril ou le barbecue à feu moyen.

• Enfilez les cubes de tofu mariné, les morceaux de poivron, les rondelles de courgette, les quartiers d'oignon, les champignons et les tomates cerises sur des brochettes en alternance.

3. Cuisson des Brochettes :

• Placez les brochettes sur le gril préchauffé.

• Faites cuire pendant environ 10-15 minutes, en tournant les brochettes de temps en temps, jusqu'à ce que les légumes soient tendres et légèrement grillés.

4. Servir :

• Retirez les brochettes du gril et disposez-les sur un plat de service.

5. Accompagnement :

• Servez les brochettes de tofu et légumes avec une salade fraîche ou une portion de riz complet.

6. Nutrition (Par Portion) :

• Calories : 220

• Protéines : 12 g

• Lipides : 12 g

• Glucides : 18 g

• Fibres : 4 g

Wraps De Laitue Aux Lentilles Et À La Dinde

Description du Repas : Des wraps légers et délicieux remplis d'une combinaison nutritive de lentilles et de dinde assaisonnée. Cette recette de wraps de laitue aux lentilles et à la dinde offre une alternative saine et savoureuse aux wraps traditionnels, tout en restant légère avec moins de 250 calories par portion. Parfait pour un repas équilibré et rassasiant.

Ingrédients :

• 1 tasse de lentilles cuites

• 200 g de dinde hachée maigre

• 1 cuillère à soupe d'huile d'olive

• 1 oignon, haché

• 2 gousses d'ail, émincées

• 1 cuillère à café de cumin en poudre

• 1 cuillère à café de paprika

• 1/2 cuillère à café de poudre de chili

• Sel et poivre, au goût

• Feuilles de laitue (laitue iceberg, laitue romaine), pour l'emballage

• Garnitures au choix : tomates en dés, concombre en dés, avocat en tranches, coriandre fraîche

Instructions :

1. Préparation de la Garniture :

• Dans une poêle, faites chauffer l'huile d'olive à feu moyen.

• Ajoutez l'oignon haché et faites revenir jusqu'à ce qu'il soit translucide.

• Ajoutez l'ail émincé et faites cuire pendant environ 1 minute.

2. Cuisson de la Dinde :

• Ajoutez la dinde hachée à la poêle et faites cuire jusqu'à ce qu'elle soit bien cuite et légèrement dorée.

3. Ajout des Lentilles et des Épices :

• Incorporer les lentilles cuites dans la poêle avec la dinde cuite.

• Ajoutez le cumin, le paprika, la poudre de chili, le sel et le poivre.

• Mélangez bien pour bien répartir les épices.

4. Assemblage des Wraps :

• Lavez et séchez les feuilles de laitue.

• Répartissez généreusement le mélange de lentilles et de dinde au centre de chaque feuille de laitue.

5. Ajout des Garnitures :

• Ajoutez les garnitures de votre choix, telles que les dés de tomates, les dés de concombre, les tranches d'avocat et la coriandre fraîche.

6. Enroulement des Wraps :

• Enroulez les côtés des feuilles de laitue sur la garniture, en formant un wrap.

7. Servir :

• Disposez les wraps de laitue aux lentilles et à la dinde sur une assiette.

• Servez immédiatement et profitez de ce repas léger et

nutritif !

Nutrition (Par Portion) :

• Calories : 230

• Protéines : 20 g

• Lipides : 8 g

• Glucides : 20 g

• Fibres : 7 g

Curry Aux Pois Chiches Et Aux Épinards Avec Riz Brun

Description du Repas : Un curry végétarien délicieusement épicé associant les protéines des pois chiches à la richesse nutritionnelle des épinards. Cette recette de curry aux pois chiches et aux épinards est accompagnée de riz brun pour une combinaison équilibrée et savoureuse. Chaque portion est conçue pour contenir moins de 250 calories, ce qui en fait un choix parfait pour un repas nourrissant et satisfaisant.

Ingrédients :

Pour le Curry aux Pois Chiches et aux Épinards :

• 1 boîte de pois chiches (environ 400 g), rincés et égouttés

• 200 g d'épinards frais, lavés et hachés

• 1 oignon, haché

• 2 gousses d'ail, émincées

• 1 cuillère à soupe d'huile d'olive

• 1 cuillère à soupe de pâte de curry (au choix : curry en poudre, curry en pâte)

- 1 cuillère à café de cumin en poudre

- 1 cuillère à café de coriandre en poudre

- 1/2 cuillère à café de curcuma en poudre

- 1/2 cuillère à café de paprika

- Sel et poivre, au goût

- 1 boîte de lait de coco (environ 400 ml)

Pour le Riz Brun :

- 1 tasse de riz brun

- 2 tasses d'eau

- Sel, au goût

Instructions :

1. Préparation du Riz Brun :

- Rincez le riz brun à l'eau froide.

- Dans une casserole, combinez le riz, l'eau et une pincée de sel.

- Portez à ébullition, puis réduisez le feu à doux, couvrez et laissez mijoter pendant environ 30-40 minutes, jusqu'à ce que le riz soit tendre et que l'eau soit absorbée.

2. Préparation du Curry aux Pois Chiches et aux Épinards :

- Dans une grande poêle, chauffez l'huile d'olive à feu moyen.

- Ajoutez l'oignon haché et faites-le revenir jusqu'à ce qu'il soit translucide.

- Ajoutez l'ail émincé et faites cuire pendant environ 1 minute.

3. Ajout des Épices et des Pois Chiches :

• Ajoutez la pâte de curry, le cumin, la coriandre, le curcuma et le paprika dans la poêle.

• Mélangez bien les épices avec les oignons et l'ail.

• Incorporer les pois chiches dans la poêle et mélangez pour bien les enrober d'épices.

4. Cuisson du Curry :

• Versez le lait de coco dans la poêle et mélangez pour créer une sauce crémeuse.

• Laissez mijoter pendant environ 10 minutes, en remuant occasionnellement.

• Ajoutez les épinards hachés et laissez cuire pendant quelques minutes de plus, jusqu'à ce qu'ils soient fanés.

5. Servir :

• Répartissez le curry aux pois chiches et aux épinards dans des assiettes.

• Servez avec du riz brun cuit.

6. Nutrition (Par Portion) :

• Calories : 240

• Protéines : 9 g

• Lipides : 10 g

• Glucides : 31 g

• Fibres : 6 g

Salade Aux Haricots Noirs, Maïs Et Quinoa

Description du Repas : Une salade colorée et nutritive mettant en avant les protéines des haricots noirs, la fraîcheur du maïs et les bienfaits du quinoa. Cette recette de salade aux haricots noirs, maïs et quinoa est riche en saveurs et en nutriments essentiels. Chaque portion est conçue pour contenir moins de 250 calories, ce qui en fait un choix idéal pour un repas léger et équilibré.

Ingrédients :

Pour la Salade :

• 1 tasse de quinoa cuit et refroidi

• 1 boîte de haricots noirs (environ 400 g), rincés et égouttés

• 1 tasse de maïs frais, cuit ou en conserve

• 1 poivron rouge, coupé en dés

• 1 poivron jaune, coupé en dés

• 1 concombre, coupé en dés

• 1/4 de tasse d'oignon rouge, finement haché

• 1/4 de tasse de coriandre fraîche, hachée

Pour la Vinaigrette :

• 3 cuillères à soupe d'huile d'olive

• Jus de 1 à 2 citrons

• 1 cuillère à café de miel ou sirop d'érable

• Sel et poivre, au goût

Instructions :

1. Préparation de la Vinaigrette :

• Dans un petit bol, mélangez l'huile d'olive, le jus de citron, le miel ou le sirop d'érable, le sel et le poivre. Réservez.

2. Préparation de la Salade :

• Dans un grand bol, combinez le quinoa cuit, les haricots noirs rincés, le maïs, les dés de poivrons, le concombre, l'oignon rouge haché et la coriandre fraîche.

3. Assemblage :

• Versez la vinaigrette sur la salade et mélangez délicatement pour enrober tous les ingrédients de la vinaigrette.

4. Repos :

• Laissez reposer la salade au réfrigérateur pendant au moins 30 minutes, afin que les saveurs se mélangent.

5. Servir :

• Répartissez la salade aux haricots noirs, maïs et quinoa dans des assiettes.

• Servez-la en entrée, en accompagnement ou en repas principal.

6. Nutrition (Par Portion) :

• Calories : 230

• Protéines : 7 g

• Lipides : 10 g

• Glucides : 32 g

• Fibres : 6 g

Ragoût De Lentilles Aux Légumes

Description du Repas : Un ragoût réconfortant et nourrissant qui associe les bienfaits des lentilles aux saveurs des légumes frais. Cette recette de ragoût de lentilles aux légumes est une option végétalienne et riche en nutriments. Chaque portion est conçue pour contenir moins de 250 calories, ce qui en fait un choix idéal pour un repas chaud et équilibré.

Ingrédients :

- 1 tasse de lentilles vertes, rincées et égouttées
- 1 cuillère à soupe d'huile d'olive
- 1 oignon, haché
- 2 carottes, coupées en rondelles
- 2 branches de céleri, coupées en dés
- 2 gousses d'ail, émincées
- 1 pomme de terre, coupée en cubes
- 1 boîte de tomates en dés (environ 400 g)
- 4 tasses de bouillon de légumes
- 1 cuillère à café de cumin en poudre
- 1 cuillère à café de paprika
- 1/2 cuillère à café de curcuma en poudre
- Sel et poivre, au goût
- Feuilles de persil frais, pour la garniture

Instructions :

1. Préparation des Légumes :

- Dans une grande casserole, chauffez l'huile d'olive à feu moyen.
- Ajoutez l'oignon haché et faites-le revenir jusqu'à ce qu'il soit translucide.
- Ajoutez l'ail émincé et faites cuire pendant environ 1 minute.

2. Ajout des Légumes et des Épices :

- Ajoutez les rondelles de carottes, les dés de céleri et les cubes de pomme de terre dans la casserole.

• Ajoutez le cumin, le paprika, le curcuma, le sel et le poivre.

• Mélangez bien les légumes avec les épices et faites cuire pendant quelques minutes.

3. Cuisson des Lentilles :

• Ajoutez les lentilles rincées dans la casserole et mélangez pour bien les enrober d'épices.

• Versez les tomates en dés et le bouillon de légumes dans la casserole.

• Portez à ébullition, puis réduisez le feu à doux.

4. Cuisson du Ragoût :

• Couvrez la casserole et laissez mijoter pendant environ 20-25 minutes, jusqu'à ce que les lentilles et les légumes soient tendres.

5. Ajustement de l'Assaisonnement :

• Goûtez le ragoût et ajustez l'assaisonnement selon vos préférences en ajoutant plus de sel, de poivre ou d'épices si nécessaire.

6. Servir :

• Répartissez le ragoût de lentilles aux légumes dans des bols.

• Garnissez de feuilles de persil frais avant de servir.

7. Nutrition (Par Portion) :

• Calories : 220

• Protéines : 10 g

• Lipides : 5 g

• Glucides : 35 g

• Fibres : 12 g

Pâtes Au Blé Entier Avec Sauce Tomate Et Haricots Blancs

Description du Repas : Un plat de pâtes nourrissant et délicieux associant des pâtes au blé entier avec une sauce tomate maison riche en saveurs et agrémentée de haricots blancs crémeux. Cette recette de pâtes au blé entier avec sauce tomate et haricots blancs est équilibrée et savoureuse. Chaque portion est conçue pour contenir moins de 250 calories, ce qui en fait un choix idéal pour un repas sain et satisfaisant.

Ingrédients :

• 200 g de pâtes au blé entier

• 1 cuillère à soupe d'huile d'olive

• 1 oignon, haché

• 2 gousses d'ail, émincées

• 1 boîte de tomates concassées (environ 400 g)

• 1 boîte de haricots blancs (environ 400 g), rincés et égouttés

• 1 cuillère à café d'origan séché

• 1/2 cuillère à café de basilic séché

• 1/4 de cuillère à café de flocons de piment rouge (facultatif, ajustez selon votre goût)

• Sel et poivre, au goût

• Feuilles de basilic frais, pour la garniture

• Fromage parmesan râpé (facultatif), pour la garniture

Instructions :

1. Cuisson des Pâtes :

• Faites cuire les pâtes au blé entier selon les instructions sur l'emballage.

• Égouttez les pâtes cuites et réservez-les.

2. Préparation de la Sauce :

• Dans une poêle, chauffez l'huile d'olive à feu moyen.

• Ajoutez l'oignon haché et faites-le revenir jusqu'à ce qu'il soit translucide.

• Ajoutez l'ail émincé et faites cuire pendant environ 1 minute.

3. Ajout des Tomates et des Épices :

• Versez les tomates concassées dans la poêle avec l'oignon et l'ail.

• Ajoutez l'origan, le basilic, les flocons de piment rouge (si désiré), le sel et le poivre.

• Laissez mijoter pendant environ 10 minutes pour que la sauce s'épaississe et que les saveurs se mélangent.

4. Incorporation des Haricots Blancs :

• Ajoutez les haricots blancs rincés dans la sauce et mélangez pour les réchauffer.

5. Assemblage :

• Ajoutez les pâtes cuites dans la poêle avec la sauce et les haricots blancs.

• Mélangez délicatement pour enrober les pâtes de sauce.

6. Servir :

• Répartissez les pâtes au blé entier avec sauce tomate et haricots blancs dans des assiettes.

• Garnissez de feuilles de basilic frais et de fromage parmesan râpé (si désiré).

7. Nutrition (Par Portion) :

• Calories : 240

• Protéines : 10 g

• Lipides : 4 g

• Glucides : 42 g

• Fibres : 8 g

Pilaf De Riz Brun Aux Haricots À Œil Noir

Description du Repas : Un plat de pilaf délicieusement parfumé associant le riz brun aux protéines des haricots à œil noir. Cette recette de pilaf de riz brun aux haricots à œil noir est une option nutritive et savoureuse, parfaitement équilibrée en saveurs et en nutriments. Chaque portion est conçue pour contenir moins de 250 calories, ce qui en fait un choix idéal pour un repas nourrissant et satisfaisant.

Ingrédients :

• 1 tasse de riz brun

• 1/2 tasse de haricots à œil noir, rincés et égouttés

• 1 cuillère à soupe d'huile d'olive

• 1 oignon, haché

• 2 gousses d'ail, émincées

• 1 cuillère à café de cumin en poudre

• 1/2 cuillère à café de curcuma en poudre

• 1/2 cuillère à café de paprika

• 1/4 de cuillère à café de cannelle en poudre

- Sel et poivre, au goût

- 2 tasses de bouillon de légumes

- Poignée d'amandes effilées, pour la garniture

- Feuilles de coriandre fraîche, pour la garniture

Instructions :

1. Préparation du Riz et des Haricots :

- Faites cuire le riz brun selon les instructions sur l'emballage.

- Faites cuire les haricots à œil noir séparément jusqu'à ce qu'ils soient tendres. Égouttez-les et réservez.

2. Préparation du Pilaf :

- Dans une casserole, chauffez l'huile d'olive à feu moyen.

- Ajoutez l'oignon haché et faites-le revenir jusqu'à ce qu'il soit translucide.

- Ajoutez l'ail émincé et faites cuire pendant environ 1 minute.

3. Ajout des Épices :

- Ajoutez le cumin, le curcuma, le paprika, la cannelle, le sel et le poivre dans la casserole.

- Mélangez bien les épices avec l'oignon et l'ail.

4. Cuisson du Pilaf :

- Ajoutez le riz cuit et les haricots à œil noir cuits dans la casserole.

- Versez le bouillon de légumes dans la casserole et mélangez doucement.

5. Cuisson du Pilaf :

- Couvrez la casserole et laissez mijoter à feu doux pendant environ 10-15 minutes, jusqu'à ce que les saveurs se mélangent et que le liquide soit absorbé.

6. Préparation de la Garniture :

• Dans une petite poêle, faites griller les amandes effilées jusqu'à ce qu'elles soient dorées.

7. Servir :

• Répartissez le pilaf de riz brun aux haricots à œil noir dans des assiettes.

• Garnissez de feuilles de coriandre fraîche et d'amandes grillées.

8. Nutrition (Par Portion) :

• Calories : 240

• Protéines : 7 g

• Lipides : 6 g

• Glucides : 40 g

• Fibres : 7 g

Flocons D'avoine Avec Baies Fraîches Et Amandes

Description du Repas : Un petit-déjeuner sain et délicieux associant la douceur des flocons d'avoine à la fraîcheur des baies et au croquant des amandes. Cette recette de flocons d'avoine avec baies fraîches et amandes est une option équilibrée pour bien commencer la journée. Chaque portion est conçue pour contenir moins de 250 calories, ce qui en fait un choix idéal pour un petit-déjeuner nutritif et énergisant.

Ingrédients :

- 1/2 tasse de flocons d'avoine
- 1 tasse d'eau ou de lait (lait d'amande, lait de soja, etc.)
- Une poignée de baies fraîches (framboises, myrtilles, fraises, mûres, etc.)
- 1 cuillère à soupe d'amandes effilées
- 1 cuillère à café de miel ou sirop d'érable (facultatif)
- Pincée de cannelle (facultatif)

Instructions :

1. Cuisson des Flocons d'Avoine :

- Dans une casserole, portez l'eau ou le lait à ébullition.
- Ajoutez les flocons d'avoine et réduisez le feu à moyen-doux.
- Laissez mijoter en remuant occasionnellement pendant environ 5-7 minutes, jusqu'à ce que les flocons d'avoine soient tendres et épaissis.

2. Assemblage :

- Versez les flocons d'avoine cuits dans un bol.

3. Ajout des Baies et des Amandes :

- Disposez les baies fraîches sur les flocons d'avoine cuits.

4. Ajout d'Édulcorant et d'Épices (si désiré) :

- Arrosez les baies et les flocons d'avoine avec du miel ou du sirop d'érable (selon vos préférences).
- Saupoudrez une pincée de cannelle sur le dessus pour une saveur supplémentaire.

5. Garniture aux Amandes :

- Parsemez les amandes effilées sur les baies et les flocons d'avoine.

6. Servir :

• Dégustez immédiatement votre bol de flocons d'avoine avec baies fraîches et amandes.

Nutrition (Par Portion) :

• Calories : 220

• Protéines : 7 g

• Lipides : 7 g

• Glucides : 34 g

• Fibres : 6 g

Tartine De Pain Complet Avec Avocat Et Œuf Poché

Description du Repas : Un petit-déjeuner ou un en-cas sain et satisfaisant, mettant en vedette une tartine de pain complet garnie d'avocat crémeux et d'un œuf poché parfaitement cuit. Cette recette de tartine de pain complet avec avocat et œuf poché est riche en saveurs et en nutriments. Chaque portion est conçue pour contenir moins de 250 calories, ce qui en fait un choix idéal pour un repas équilibré et délicieux.

Ingrédients :

• 1 tranche de pain complet

• 1/2 avocat, tranché ou écrasé

• 1 œuf

• Vinaigre blanc (facultatif, pour pocher l'œuf)

• Sel et poivre, au goût

• Piment rouge broyé (facultatif)

• Feuilles de coriandre fraîche, pour la garniture

Instructions :

1. Préparation de la Tartine :

• Faites griller la tranche de pain complet selon vos préférences.

2. Préparation de l'Avocat :

• Écrasez la moitié d'un avocat à l'aide d'une fourchette jusqu'à obtenir une consistance crémeuse.

3. Préparation de l'Œuf Poché :

• Remplissez une casserole d'eau à moitié et portez-la à ébullition.

• Ajoutez une cuillère à soupe de vinaigre blanc (facultatif, cela aide à maintenir l'œuf poché ensemble).

• Réduisez le feu pour que l'eau frémisse doucement.

• Cassez l'œuf dans un petit bol.

• Utilisez une cuillère pour créer un tourbillon doux dans l'eau et déposez délicatement l'œuf au centre du tourbillon.

• Laissez l'œuf pocher pendant environ 3-4 minutes pour un jaune légèrement coulant.

4. Assemblage :

• Étalez l'avocat écrasé sur la tranche de pain complet grillée.

5. Ajout de l'Œuf Poché :

• Utilisez une cuillère à fentes pour retirer délicatement l'œuf poché de l'eau.

• Égouttez légèrement l'œuf sur du papier absorbant pour enlever l'excès d'eau.

• Déposez l'œuf poché sur l'avocat écrasé.

6. Assaisonnement :

• Assaisonnez l'œuf poché et l'avocat avec du sel, du poivre et du piment rouge broyé (si désiré).

7. Garniture :

• Garnissez la tartine avec des feuilles de coriandre fraîche pour une saveur supplémentaire.

Nutrition (Par Portion) :

• Calories : 230

• Protéines : 10 g

• Lipides : 13 g

• Glucides : 19 g

• Fibres : 6 g

Smoothie Aux Baies Mélangées Et Graines De Chia

Description du Repas : Un smoothie rafraîchissant et énergisant combinant les bienfaits des baies mélangées avec les nutriments des graines de chia. Cette recette de smoothie aux baies mélangées et graines de chia est idéale pour un petit-déjeuner rapide ou une collation saine. Chaque portion est conçue pour contenir moins de 250 calories, ce qui en fait un choix parfait pour une boisson délicieuse et nutritive.

Ingrédients :

• 1 tasse de baies mélangées (fraises, myrtilles, framboises, mûres)

• 1 banane mûre

• 1 cuillère à soupe de graines de chia

• 1/2 tasse de lait (lait d'amande, lait de soja, yaourt)

• 1/2 tasse d'eau (ajustez la quantité pour la consistance souhaitée)

• 1 cuillère à café de miel ou sirop d'érable (facultatif, selon votre goût)

• Quelques glaçons

Instructions :

1. Préparation des Ingrédients :

• Coupez la banane en morceaux pour faciliter le mixage.

2. Mixage du Smoothie :

• Placez les baies mélangées, les morceaux de banane, les graines de chia, le lait et l'eau dans un mixeur.

3. Mixage :

• Mixez le tout jusqu'à obtenir une consistance lisse et crémeuse.

4. Ajustement de la Consistance :

• Si le smoothie est trop épais, ajoutez un peu plus d'eau et mixez à nouveau. Si c'est trop liquide, ajoutez quelques glaçons.

5. Ajout d'Édulcorant (si désiré) :

• Goûtez le smoothie et ajoutez du miel ou du sirop d'érable si vous souhaitez un peu de douceur supplémentaire.

6. Servir :

• Versez le smoothie dans un verre.

Nutrition (Par Portion) :

• Calories : 200

- Protéines : 4 g
- Lipides : 5 g
- Glucides : 38 g
- Fibres : 9 g

Muffins Au Son À Haute Teneur En Fibres

Description du Repas : Des muffins délicieusement moelleux et riches en fibres, préparés avec du son pour favoriser la digestion et la santé intestinale. Cette recette de muffins au son à haute teneur en fibres est parfaite pour un petit-déjeuner nourrissant ou une collation saine. Chaque muffin est conçu pour contenir moins de 250 calories, ce qui en fait une option équilibrée et savoureuse.

Ingrédients :

- 1 tasse de son de blé
- 1 tasse de farine de blé complet
- 1 cuillère à café de poudre à lever
- 1/2 cuillère à café de bicarbonate de soude
- 1/2 cuillère à café de sel
- 1 cuillère à café de cannelle en poudre
- 1/4 de tasse de sucre brun (ou sucrant de votre choix)
- 1/4 de tasse d'huile végétale (huile de coco fondue, huile de colza, etc.)
- 2 œufs
- 1 tasse de lait (lait d'amande, lait de soja, etc.)
- 1 cuillère à café d'extrait de vanille
- 1/2 tasse de raisins secs (facultatif)

• 1/2 tasse de noix concassées (noix, amandes, noix de pécan, etc.) (facultatif)

Instructions :

1. Préparation des Ingrédients :

• Préchauffez le four à 180°C (350°F).

• Préparez un moule à muffins en le graissant légèrement ou en y plaçant des caissettes en papier.

2. Mélange des Ingrédients Secs :

• Dans un grand bol, mélangez le son de blé, la farine de blé complet, la poudre à lever, le bicarbonate de soude, le sel et la cannelle.

3. Mélange des Ingrédients Humides :

• Dans un autre bol, fouettez le sucre brun et l'huile végétale jusqu'à obtenir un mélange homogène.

• Ajoutez les œufs et fouettez à nouveau jusqu'à ce que le mélange soit bien combiné.

• Incorporez le lait et l'extrait de vanille, en mélangeant doucement.

4. Combinaison des Ingrédients :

• Versez le mélange liquide dans le mélange d'ingrédients secs.

• Mélangez délicatement jusqu'à ce que tous les ingrédients soient combinés. Ne pas trop mélanger.

5. Ajout des Ingrédients Optionnels :

• Si vous le souhaitez, ajoutez les raisins secs et les noix concassées à la pâte et mélangez doucement.

6. Remplissage des Moules :

• Répartissez la pâte dans les moules à muffins, en les remplissant aux 2/3.

7. Cuisson :

• Faites cuire les muffins au four préchauffé pendant environ 18 à 20 minutes, ou jusqu'à ce qu'un cure-dents inséré au centre en ressorte propre.

8. Refroidissement :

• Laissez les muffins refroidir légèrement dans le moule, puis transférez-les sur une grille pour les laisser refroidir complètement.

Nutrition (Par Muffin) :

• Calories : 180

• Protéines : 5 g

• Lipides : 8 g

• Glucides : 24 g

• Fibres : 5 g

Pancakes Aux Céréales Complètes Avec Compote De Fruits

Description du Repas : Des pancakes moelleux et savoureux préparés avec des céréales complètes, accompagnés d'une compote de fruits légèrement sucrée. Cette recette de pancakes aux céréales complètes avec compote de fruits est une option délicieuse pour un petit-déjeuner équilibré et satisfaisant. Chaque portion est conçue pour contenir moins de 250 calories, ce qui en fait un choix parfait pour un début de journée nutritif.

Ingrédients :

Pour les Pancakes :

• 1 tasse de farine de blé complet

• 2 cuillères à soupe de sucre brun (ou sucrant de votre choix)

• 2 cuillères à café de poudre à lever

• 1/2 cuillère à café de sel

• 1 tasse de lait (lait d'amande, lait de soja, etc.)

• 1 œuf

• 2 cuillères à soupe d'huile végétale (huile de coco fondue, huile de colza, etc.)

• 1 cuillère à café d'extrait de vanille

Pour la Compote de Fruits :

• 1 tasse de fruits frais ou surgelés (fraises, framboises, myrtilles, etc.)

• 1 cuillère à soupe de sucre

• 1/4 de tasse d'eau

• Jus de citron (facultatif, pour ajouter de l'acidité et de la fraîcheur)

Instructions :

Pour les Pancakes :

1. Préparation des Ingrédients :

• Dans un grand bol, mélangez la farine de blé complet, le sucre brun, la poudre à lever et le sel.

2. Mélange des Ingrédients Liquides :

• Dans un autre bol, battez le lait, l'œuf, l'huile végétale et l'extrait de vanille jusqu'à obtenir un mélange homogène.

3. Combinaison des Ingrédients :

• Versez le mélange liquide dans le mélange d'ingrédients secs.

• Mélangez délicatement jusqu'à ce que tous les ingrédients soient juste combinés. La pâte peut être un peu grumeleuse, c'est normal.

4. Cuisson des Pancakes :

• Faites chauffer une poêle antiadhésive à feu moyen.

• Versez environ 1/4 de tasse de pâte dans la poêle pour chaque pancake.

• Faites cuire jusqu'à ce que des bulles se forment à la surface du pancake, puis retournez-le et faites cuire jusqu'à ce qu'il soit doré de l'autre côté.

5. Répétition :

• Répétez l'opération avec le reste de la pâte pour préparer tous les pancakes.

Pour la Compote de Fruits :

1. Préparation de la Compote :

• Dans une casserole, combinez les fruits, le sucre et l'eau.

• Faites chauffer à feu moyen et laissez mijoter jusqu'à ce que les fruits se ramollissent et que le mélange s'épaississe légèrement.

• Ajoutez un peu de jus de citron pour rehausser les saveurs, si désiré.

2. Réduction :

• Réduisez la compote en purée à l'aide d'un mixeur plongeant pour obtenir une texture lisse.

3. Servir :

• Servez les pancakes avec une généreuse cuillerée de compote de fruits par-dessus.

4. Nutrition (Par Portion) :

• Calories : 230

• Protéines : 6 g

• Lipides : 8 g

• Glucides : 35 g

• Fibres : 5 g

Salade Aux Épinards Et Baies Avec Noix De Grenoble

Description du Repas : Une salade fraîche et colorée associant la fraîcheur des épinards, la douceur des baies et le croquant des noix de Grenoble. Cette recette de salade aux épinards et baies avec noix de Grenoble est une option légère et délicieuse pour une entrée ou un accompagnement sain. Chaque portion est conçue pour contenir moins de 250 calories, ce qui en fait un choix idéal pour une salade nutritive.

Ingrédients :

• 4 tasses d'épinards frais, lavés et égouttés

• 1 tasse de baies mélangées (framboises, myrtilles, fraises, mûres, etc.)

• 1/4 de tasse de noix de Grenoble, concassées

• 1/4 de tasse de fromage de chèvre émietté (facultatif)

• Vinaigrette légère à la framboise (ou vinaigrette de votre choix)

• Sel et poivre, au goût

Instructions :

1. Préparation des Ingrédients :

• Lavez soigneusement les épinards et égouttez-les.

2. Assemblage de la Salade :

• Dans un grand saladier, disposez les épinards frais comme base.

3. Ajout des Baies :

• Ajoutez les baies mélangées sur les épinards.

4. Incorporation des Noix de Grenoble :

• Saupoudrez les noix de Grenoble concassées sur la salade.

5. Ajout du Fromage de Chèvre (si désiré) :

• Parsemez le fromage de chèvre émietté sur la salade pour une touche de crémeux (facultatif).

6. Assaisonnement :

• Arrosez la salade avec la vinaigrette légère à la framboise (ou la vinaigrette de votre choix).

7. Sel et Poivre :

• Assaisonnez la salade avec une pincée de sel et de poivre, au goût.

8. Mélange :

• Mélangez délicatement tous les ingrédients pour bien enrober les épinards, les baies et les noix de Grenoble de vinaigrette.

9. Servir :

• Répartissez la salade dans des assiettes individuelles.

10. Nutrition (Par Portion) :

- Calories : 200
- Protéines : 4 g
- Lipides : 14 g
- Glucides : 16 g
- Fibres : 5 g

Salade De Betteraves Rôties Et D'oranges

Description du Repas : Une salade colorée et savoureuse combinant la douceur des betteraves rôties, la fraîcheur des oranges et le croquant des noix. Cette recette de salade de betteraves rôties et d'oranges est une option délicieuse pour une entrée ou un accompagnement sain. Chaque portion est conçue pour contenir moins de 250 calories, ce qui en fait un choix équilibré et nutritif.

Ingrédients :

- 3 à 4 betteraves moyennes, épluchées et coupées en dés
- 2 oranges, pelées à vif et coupées en segments
- 1/4 de tasse de noix (noix de Grenoble, noix de pécan, amandes, etc.), concassées
- 2 cuillères à soupe d'huile d'olive
- 1 cuillère à soupe de vinaigre balsamique
- 1 cuillère à café de miel
- Sel et poivre, au goût
- Feuilles de roquette ou d'épinards frais (facultatif, pour le lit de verdure)

Instructions :

1. Préparation des Betteraves :

• Préchauffez le four à 200°C (400°F).

• Épluchez les betteraves et coupez-les en dés.

2. Rôtissage des Betteraves :

• Placez les dés de betteraves sur une plaque de cuisson recouverte de papier sulfurisé.

• Arrosez d'une cuillère à soupe d'huile d'olive et assaisonnez avec du sel et du poivre.

• Mélangez pour bien enrober les betteraves d'huile et d'assaisonnement.

• Faites rôtir les betteraves au four pendant environ 25 à 30 minutes, ou jusqu'à ce qu'elles soient tendres et légèrement caramélisées. Remuez-les à mi-cuisson.

3. Préparation de la Vinaigrette :

• Dans un petit bol, mélangez une cuillère à soupe d'huile d'olive, une cuillère à soupe de vinaigre balsamique, une cuillère à café de miel, du sel et du poivre. Fouettez pour combiner.

4. Assemblage de la Salade :

• Si désiré, disposez une poignée de feuilles de roquette ou d'épinards frais comme lit de verdure sur les assiettes.

5. Incorporation des Ingrédients :

• Répartissez les dés de betteraves rôties sur les feuilles de roquette ou d'épinards.

• Ajoutez les segments d'orange sur les betteraves.

6. Ajout des Noix :

• Parsemez les noix concassées sur la salade pour apporter une touche de croquant.

7. Vinaigrette :

• Arrosez la salade avec la vinaigrette préparée.

8. Mélange :

• Mélangez doucement tous les ingrédients pour bien enrober la salade de vinaigrette.

9. Servir :

• Répartissez la salade de betteraves rôties et d'oranges dans des assiettes individuelles.

Nutrition (Par Portion) :

• Calories : 220

• Protéines : 4 g

• Lipides : 14 g

• Glucides : 22 g

• Fibres : 5 g

Parfait Aux Baies Mélangées Et Yaourt Grec

Description du Repas : Un délicieux parfait aux baies mélangées, associant la fraîcheur des fruits à la crémosité du yaourt grec. Cette recette de parfait aux baies mélangées et yaourt grec est parfaite pour un petit-déjeuner équilibré ou un dessert léger. Chaque portion est conçue pour contenir moins de 250 calories, ce qui en fait une option savoureuse et nutritive.

Ingrédients :

• 1 tasse de yaourt grec nature (sans sucre ajouté)

• 1 tasse de baies mélangées (fraises, myrtilles, framboises, mûres, etc.)

• 1/4 de tasse de granola (sans sucre ajouté)

• 1 cuillère à soupe de miel (facultatif, pour sucrer légèrement)

• Quelques feuilles de menthe fraîche (pour la garniture, facultatif)

Instructions :

1. Préparation des Ingrédients :

• Lavez soigneusement les baies mélangées et égouttez-les.

2. Montage des Parfaits :

• Dans des verres ou des bols individuels, commencez par une couche de yaourt grec.

3. Ajout de Baies :

• Ajoutez une couche de baies mélangées sur le yaourt.

4. Couche de Granola :

• Saupoudrez une couche de granola sur les baies.

5. Répétition :

• Répétez les couches jusqu'à ce que les verres soient remplis, en terminant par une couche de granola sur le dessus.

6. Ajout de Miel (si désiré) :

• Arrosez légèrement le dessus du parfait avec une cuillère à soupe de miel pour apporter une douceur naturelle (facultatif).

7. Garniture :

• Garnissez chaque parfait avec quelques feuilles de menthe fraîche pour une touche de fraîcheur (facultatif).

8. Servir :

• Servez les parfaits aux baies mélangées et yaourt grec

immédiatement.

Nutrition (Par Parfait) :

• Calories : 220

• Protéines : 15 g

• Lipides : 7 g

• Glucides : 28 g

• Fibres : 4 g

Salade De Fruits Infusée Au Thé Vert

Description du Repas : Une salade de fruits rafraîchissante et parfumée, infusée avec les bienfaits du thé vert. Cette recette de salade de fruits infusée au thé vert est une option légère et saine pour une collation ou un dessert délicieux. Chaque portion est conçue pour contenir moins de 250 calories, ce qui en fait un choix parfait pour une option hydratante et nutritive.

Ingrédients :

• 2 tasses de fruits mélangés (melon, pastèque, kiwi, raisins, etc.), coupés en morceaux

• 1 sachet de thé vert (thé en feuilles ou sachet)

• 1 tasse d'eau chaude (non bouillante)

• 1 cuillère à soupe de miel (facultatif, pour sucrer légèrement)

• Quelques feuilles de menthe fraîche (pour la garniture, facultatif)

Instructions :

1. Infusion du Thé Vert :

• Faites infuser le sachet de thé vert dans 1 tasse d'eau chaude pendant environ 3 à 5 minutes. Laissez le thé refroidir.

2. Préparation des Fruits :

• Lavez, épluchez et coupez les fruits en morceaux, selon vos préférences.

3. Assemblage de la Salade :

• Dans un saladier, disposez les morceaux de fruits mélangés.

4. Ajout du Thé Vert Infusé :

• Versez le thé vert infusé sur les fruits.

5. Mélange et Réfrigération :

• Mélangez doucement les fruits pour bien les enrober du thé vert. Assurez-vous que tous les morceaux de fruits soient imprégnés du parfum du thé.

6. Ajout de Miel (si désiré) :

• Si vous le souhaitez, ajoutez une cuillère à soupe de miel pour sucrer légèrement la salade. Mélangez à nouveau.

7. Garniture :

• Garnissez la salade de fruits infusée au thé vert avec quelques feuilles de menthe fraîche pour une touche de fraîcheur (facultatif).

8. Refroidissement :

• Placez la salade au réfrigérateur pendant environ 15 à 30 minutes pour que les saveurs se mélangent.

9. Servir :

• Servez la salade de fruits infusée au thé vert dans des bols individuels.

Nutrition (Par Portion) :

• Calories : 100

• Protéines : 1 g

• Lipides : 0 g

• Glucides : 25 g

• Fibres : 3 g

Maquereau Grillé Avec Légumes Rôtis

Description du Repas : Un plat délicieux et équilibré associant la saveur riche du maquereau grillé à la douceur des légumes rôtis. Cette recette de maquereau grillé avec légumes rôtis est une option nutritive pour un déjeuner ou un dîner satisfaisant. Chaque portion est conçue pour contenir moins de 250 calories, ce qui en fait un choix délectable et sain.

Ingrédients :

• 2 filets de maquereau

• 2 cuillères à soupe d'huile d'olive

• 1 cuillère à café de jus de citron

• Sel et poivre, au goût

Pour les Légumes Rôtis :

• 2 courgettes, coupées en rondelles

• 1 poivron rouge, coupé en lanières

• 1 poivron jaune, coupé en lanières

• 1 oignon rouge, coupé en quartiers

• 2 cuillères à soupe d'huile d'olive

• Herbes aromatiques (thym, romarin, origan), au goût

• Sel et poivre, au goût

Instructions :

Pour le Maquereau Grillé :

1. Préparation des Filets de Maquereau :

• Rincez et épongez les filets de maquereau avec du papier absorbant.

2. Marinade :

• Dans un bol, mélangez 2 cuillères à soupe d'huile d'olive avec 1 cuillère à café de jus de citron. Ajoutez du sel et du poivre selon votre goût.

3. Marinade du Maquereau :

• Badigeonnez les filets de maquereau avec la marinade des deux côtés.

4. Cuisson du Maquereau :

• Préchauffez un gril à feu moyen-élevé.

• Faites cuire les filets de maquereau pendant environ 4 à 5 minutes de chaque côté, ou jusqu'à ce qu'ils soient cuits et légèrement dorés. Le temps de cuisson peut varier en fonction de l'épaisseur des filets.

Pour les Légumes Rôtis :

1. Préchauffage du Four :

• Préchauffez le four à 200°C (400°F).

2. Préparation des Légumes :

• Dans un grand saladier, mélangez les rondelles de courgettes, les lanières de poivron rouge et jaune, ainsi que les quartiers d'oignon rouge.

3. Assaisonnement :

• Arrosez les légumes avec 2 cuillères à soupe d'huile d'olive.

• Ajoutez les herbes aromatiques, le sel et le poivre. Mélangez pour bien enrober les légumes.

4. Cuisson des Légumes :

• Disposez les légumes sur une plaque de cuisson recouverte de papier sulfurisé.

• Faites rôtir les légumes au four pendant environ 20 à 25 minutes, en les retournant à mi-cuisson, jusqu'à ce qu'ils soient tendres et légèrement dorés.

5. Assemblage du Plat :

• Disposez les filets de maquereau grillé sur une assiette.

• Accompagnez-les avec les légumes rôtis.

6. Servir :

• Servez le maquereau grillé avec légumes rôtis chaud.

Nutrition (Par Portion) :

• Calories : 220

• Protéines : 20 g

• Lipides : 14 g

• Glucides : 10 g

• Fibres : 4 g

Filet De Poisson En Croûte De Noix Cuit Au Four

Description du Repas : Un filet de poisson tendre et parfumé, enrobé d'une délicieuse croûte de noix croquante. Cette recette de filet de poisson en croûte de noix cuit au four est une option nutritive pour un dîner satisfaisant. Chaque portion est conçue pour contenir moins de 250 calories, ce qui en fait un choix délicieux et équilibré.

Ingrédients :

• 2 filets de poisson (cabillaud, doré, tilapia, etc.)

• 1/2 tasse de noix (noix de Grenoble, noix de pécan, amandes, etc.), concassées

• 2 cuillères à soupe de chapelure (de préférence, complète)

• 1 cuillère à soupe de persil frais haché

• Zeste d'un citron

• Sel et poivre, au goût

• 1 cuillère à soupe d'huile d'olive

Instructions :

1. Préparation des Filets de Poisson :

• Rincez les filets de poisson à l'eau froide et épongez-les avec du papier absorbant.

• Assaisonnez les filets avec du sel, du poivre et le zeste de citron.

2. Préparation de la Croûte de Noix :

• Dans un bol, mélangez les noix concassées, la chapelure, le persil frais haché, une pincée de sel et de poivre.

3. Enrobage des Filets de Poisson :

• Badigeonnez légèrement les filets de poisson avec de l'huile d'olive pour aider la croûte à adhérer.

• Pressez le mélange de croûte de noix sur les filets, en veillant à les enrober uniformément.

4. Cuisson au Four :

• Préchauffez le four à 200°C (400°F).

• Placez les filets de poisson en croûte de noix sur une plaque de cuisson recouverte de papier sulfurisé.

5. Cuisson :

• Faites cuire les filets au four pendant environ 12 à 15 minutes, ou jusqu'à ce que le poisson soit opaque et se défasse facilement à la fourchette.

6. Servir :

• Servez les filets de poisson en croûte de noix chauds.

Nutrition (Par Portion) :

• Calories : 220

• Protéines : 20 g

• Lipides : 14 g

• Glucides : 6 g

• Fibres : 2 g

Pudding De Graines De Chia Avec Graines De Lin

Description du Repas : Un délicieux pudding végétalien et riche en nutriments, préparé avec des graines de chia et des graines de lin pour une texture crémeuse et des bienfaits pour la santé. Cette recette de pudding de graines de chia avec graines de lin est parfaite pour un petit-déjeuner nourrissant ou un dessert sain. Chaque portion est conçue pour contenir moins de 250 calories, ce qui en fait une option délectable et équilibrée.

Ingrédients :

• 1/4 de tasse de graines de chia

• 2 cuillères à soupe de graines de lin

• 1 tasse de lait végétal (lait d'amande, lait de coco, etc.)

• 1 cuillère à soupe de sirop d'érable ou miel (facultatif, pour sucrer légèrement)

• 1/2 cuillère à café d'extrait de vanille (facultatif, pour la saveur)

• Fruits frais (baies, tranches de banane, etc.) pour la garniture

Instructions :

1. Préparation des Graines de Chia et de Lin :

• Dans un bol, mélangez les graines de chia et les graines de lin.

2. Mélange Liquide :

• Dans un autre bol, mélangez le lait végétal, le sirop d'érable ou le miel (si désiré) et l'extrait de vanille (si désiré).

3. Mélange Chia-Lin et Liquide :

• Versez le mélange liquide sur les graines de chia et de lin.

• Remuez bien pour combiner les ingrédients. Veillez à ce qu'aucune graine ne reste agglomérée.

4. Repos et Épaississement :

• Laissez reposer le mélange au réfrigérateur pendant au moins 2 heures, voire toute une nuit. Les graines de chia absorberont le liquide et formeront une texture de pudding.

5. Mélange Avant de Servir :

• Avant de servir, mélangez à nouveau le pudding pour obtenir une consistance uniforme et crémeuse.

6. Garniture :

• Au moment de servir, garnissez le pudding de graines de chia et de lin avec des fruits frais, comme des baies ou des tranches de banane.

7. Servir :

• Servez le pudding de graines de chia avec graines de lin frais et froid.

Nutrition (Par Portion) :

• Calories : 200

• Protéines : 7 g

• Lipides : 10 g

• Glucides : 20 g

• Fibres : 10 g

Champignons Farcis Aux Épinards Et Aux Noix

Description du Repas : Des champignons délicieusement farcis avec un mélange d'épinards sautés et de noix croquantes, cette recette de champignons farcis aux épinards et aux noix est une option savoureuse pour une entrée ou un apéritif. Chaque portion est conçue pour contenir moins de 250 calories, ce qui en fait une option délectable et équilibrée.

Ingrédients :

• 8 gros champignons de votre choix (champignons blancs, portobello, etc.)

• 2 tasses d'épinards frais, lavés et hachés

• 1/4 de tasse de noix (noix de Grenoble, noix de pécan, etc.), hachées

• 2 gousses d'ail, hachées finement

• 1/4 de tasse de fromage râpé (parmesan, fromage feta, etc.)

• 1 cuillère à soupe d'huile d'olive

• Sel et poivre, au goût

Instructions :

1. Préparation des Champignons :

• Préchauffez le four à 180°C (350°F).

• Nettoyez les champignons avec un chiffon humide pour enlever la saleté.

• Retirez les tiges des champignons en les tournant doucement.

2. Préparation de la Garniture :

• Dans une poêle, chauffez une cuillère à soupe d'huile d'olive à feu moyen.

3. Sautage des Épinards et des Noix :

• Ajoutez les épinards hachés et les noix hachées à la poêle.

• Faites sauter pendant quelques minutes jusqu'à ce que les épinards soient fanés et que les noix soient légèrement dorées.

4. Assaisonnement :

• Ajoutez l'ail haché à la poêle et faites sauter pendant une minute de plus.

• Assaisonnez avec du sel et du poivre, selon votre goût.

5. Farcissage des Champignons :

• Remplissez les chapeaux de champignons avec le mélange

d'épinards et de noix.

6. Cuisson au Four :

• Placez les champignons farcis sur une plaque de cuisson recouverte de papier sulfurisé.

7. Cuisson :

• Faites cuire les champignons au four pendant environ 15 à 20 minutes, ou jusqu'à ce qu'ils soient bien cuits et légèrement dorés sur le dessus.

8. Ajout de Fromage :

• Saupoudrez chaque champignon farci avec une cuillère à café de fromage râpé.

9. Retour au Four :

• Remettez les champignons farcis au four pendant quelques minutes supplémentaires, juste pour faire fondre le fromage.

10. Servir :

• Servez les champignons farcis aux épinards et aux noix chauds.

Nutrition (Par Portion) :

• Calories : 180

• Protéines : 8 g

• Lipides : 14 g

• Glucides : 8 g

• Fibres : 3 g

Rouleau De Sushi Au Saumon Et À L'avocat

Description du Repas : Un rouleau de sushi frais et

délicieux, composé de saumon et d'avocat crémeux, cette recette de rouleau de sushi au saumon et à l'avocat est une option savoureuse pour un repas léger et nutritif. Chaque portion est conçue pour contenir moins de 250 calories, ce qui en fait une option délectable et équilibrée.

Ingrédients :

• 2 feuilles d'algues de nori

• 1 tasse de riz à sushi cuit et assaisonné

• 100 g de saumon frais, coupé en lanières

• 1 avocat mûr, coupé en tranches fines

• 1/2 concombre, coupé en lanières

• Sauce soja faible en sodium (pour tremper)

• Wasabi et gingembre mariné (facultatif, pour servir)

Instructions :

1. Préparation des Feuilles de Nori :

• Placez une feuille d'algue de nori sur une natte en bambou de sushi (ou sur du film plastique, si vous n'avez pas de natte en bambou).

2. Préparation du Riz à Sushi :

• Étalez une fine couche de riz à sushi cuit et assaisonné sur la moitié de la feuille de nori.

3. Disposition des Garnitures :

• Placez les lanières de saumon, les tranches d'avocat et les lanières de concombre sur le riz.

4. Roulage du Sushi :

• Roulez doucement la natte en bambou pour envelopper les ingrédients et former un rouleau serré.

• Mouillez légèrement le bord libre de la feuille de nori pour sceller le rouleau.

5. Coupe du Rouleau :

• Utilisez un couteau bien aiguisé pour couper le rouleau en tranches de la taille souhaitée.

6. Répétition pour le Deuxième Rouleau :

• Répétez les étapes 1 à 5 avec la deuxième feuille d'algue de nori.

7. Servir :

• Disposez les tranches de rouleau de sushi au saumon et à l'avocat sur une assiette de service.

8. Tremper dans la Sauce Soja :

• Servez avec de la sauce soja faible en sodium pour tremper. Vous pouvez également servir du wasabi et du gingembre mariné à côté, selon vos préférences.

Nutrition (Par Portion) :

• Calories : 220

• Protéines : 10 g

• Lipides : 10 g

• Glucides : 25 g

• Fibres : 4 g

Eau Pétillante Infusée Aux Fruits

Description du Boisson : Une boisson rafraîchissante et pétillante, infusée avec des saveurs fruitées naturelles. Cette recette d'eau pétillante infusée aux fruits est une option hydratante et délicieuse pour rester hydraté tout en profitant des bienfaits des fruits. Chaque portion est conçue pour contenir moins de 250 calories, ce qui en fait une option désaltérante et saine.

Ingrédients :

• 1 tasse de fruits frais (fraises, tranches d'orange, morceaux de pastèque, etc.)

• Quelques feuilles de menthe fraîche

• 1 bouteille d'eau pétillante naturelle

Instructions :

1. Préparation des Fruits et des Feuilles de Menthe :

• Lavez soigneusement les fruits et les feuilles de menthe.

2. Disposition des Fruits et de la Menthe dans un Verre :

• Dans un verre, ajoutez les fruits frais et les feuilles de menthe.

3. Ajout d'Eau Pétillante :

• Remplissez le verre d'eau pétillante naturelle jusqu'à la moitié du verre.

4. Écrasage Léger (Optionnel) :

• Si vous souhaitez intensifier la saveur des fruits, vous pouvez écraser légèrement les fruits avec une cuillère pour libérer leurs arômes.

5. Mélange et Infusion :

• Remuez doucement le contenu du verre pour permettre aux saveurs des fruits de s'infuser dans l'eau pétillante.

6. Ajout de Glace (Facultatif) :

• Si vous le souhaitez, ajoutez quelques glaçons pour garder la boisson bien fraîche.

7. Servir :

• Servez l'eau pétillante infusée aux fruits dans des verres individuels.

Nutrition (Par Portion) :

• Calories : 10 (les calories dépendent des fruits utilisés)

• Glucides : 2 à 4 g (les glucides dépendent des fruits utilisés)

Thé Glacé Aux Herbes Avec Citron Et Gingembre

Description de la Boisson : Une boisson rafraîchissante et apaisante, préparée avec des herbes aromatiques, du citron frais et du gingembre épicé. Cette recette de thé glacé aux herbes avec citron et gingembre est une option hydratante et délicieuse pour se rafraîchir par temps chaud. Chaque portion est conçue pour contenir moins de 250 calories, ce qui en fait une option désaltérante et saine.

Ingrédients :

• 2 sachets de thé aux herbes (camomille, menthe, verveine, etc.)

• 4 tasses d'eau

• 1 citron, coupé en tranches

• 1 petit morceau de gingembre frais, pelé et tranché finement

• Feuilles de menthe fraîche (pour la garniture)

• 1 cuillère à soupe de miel (facultatif, pour sucrer légèrement)

Instructions :

1. Préparation du Thé :

• Faites bouillir 4 tasses d'eau dans une bouilloire.

2. Infusion des Herbes :

• Placez les sachets de thé aux herbes dans une théière ou un grand pichet.

3. Verser l'Eau Chaude :

• Versez l'eau chaude sur les sachets de thé aux herbes.

4. Infusion et Refroidissement :

• Laissez infuser le thé aux herbes pendant environ 5 à 7 minutes, puis retirez les sachets de thé.

5. Ajout de Gingembre et de Citron :

• Ajoutez les tranches de citron et les tranches de gingembre frais dans le thé infusé. Mélangez légèrement.

6. Refroidissement :

• Laissez le thé infusé refroidir à température ambiante pendant quelques minutes.

7. Réfrigération :

• Placez le thé infusé au réfrigérateur pendant environ 1 à 2 heures, jusqu'à ce qu'il soit bien froid.

8. Ajout de Miel (Facultatif) :

• Si vous le souhaitez, ajoutez une cuillère à soupe de miel pour sucrer légèrement le thé glacé. Mélangez bien.

9. Servir :

• Servez le thé glacé aux herbes avec citron et gingembre dans des verres remplis de glaçons.

10. Garniture :

• Garnissez chaque verre de quelques feuilles de menthe fraîche pour une touche de fraîcheur.

Nutrition (Par Portion) :

• Calories : 10 (les calories dépendent du type de thé utilisé)

• Glucides : 2 à 4 g (les glucides dépendent du type de thé utilisé)

Smoothie À L'eau De Coco Avec Ananas

Description de la Boisson : Un smoothie rafraîchissant et exotique, préparé avec de l'eau de coco naturelle et de l'ananas sucré. Cette recette de smoothie à l'eau de coco avec ananas est une option hydratante et délicieuse pour se revitaliser à tout moment de la journée. Chaque portion est conçue pour contenir moins de 250 calories, ce qui en fait une option désaltérante et saine.

Ingrédients :

• 1 tasse d'eau de coco naturelle

• 1 tasse d'ananas frais ou congelé, coupé en morceaux

• 1 banane mûre

• Quelques feuilles de menthe fraîche (pour la garniture)

• Glaçons (facultatif, pour la texture plus froide)

Instructions :

1. Préparation des Ingrédients :

• Épluchez la banane et coupez-la en morceaux.

• Coupez l'ananas en morceaux si vous utilisez de l'ananas frais.

2. Mélange dans le Blender :

• Dans un mixeur, combinez l'eau de coco, les morceaux d'ananas et les morceaux de banane.

3. Mixage :

• Mixez le tout à haute vitesse jusqu'à obtenir une consistance lisse et crémeuse.

4. Ajout de Glaçons (Facultatif) :

• Si vous le souhaitez, ajoutez quelques glaçons dans le mixeur pour donner au smoothie une texture plus froide.

5. Réglage de la Consistance :

• Si le smoothie est trop épais, ajoutez un peu plus d'eau de coco. Si vous le préférez plus épais, ajoutez davantage de banane ou d'ananas.

6. Servir :

• Versez le smoothie à l'eau de coco avec ananas dans des verres.

7. Garniture :

• Garnissez chaque verre de quelques feuilles de menthe fraîche pour une touche de fraîcheur.

Nutrition (Par Portion) :

• Calories : 150

• Glucides : 35 g

• Fibres : 4 g

Salade De Concombre Et De Pastèque

Description du Plat : Une salade fraîche et hydratante, composée de tranches de concombre croquant et de morceaux juteux de pastèque. Cette recette de salade de concombre et de pastèque est une option légère et rafraîchissante pour accompagner vos repas ou pour une collation estivale. Chaque portion est conçue pour contenir moins de 250 calories, ce qui en fait une option désaltérante et saine.

Ingrédients :

• 2 tasses de concombre, coupé en tranches fines

• 2 tasses de pastèque, coupée en morceaux

• 1/4 de tasse de menthe fraîche, ciselée

• 1 cuillère à soupe de jus de citron frais

• 1 cuillère à soupe d'huile d'olive extra vierge

• Sel et poivre, au goût

• Fromage feta émietté (facultatif, pour la garniture)

• Graines de tournesol ou de courge (facultatif, pour la garniture)

Instructions :

1. Préparation des Ingrédients :

• Lavez soigneusement les concombres, la menthe et la pastèque.

2. Coupe des Légumes et des Fruits :

• Coupez les extrémités du concombre, puis coupez-le en tranches fines.

• Coupez la pastèque en morceaux, en enlevant les graines si nécessaire.

• Ciselez la menthe fraîche.

3. Préparation de la Vinaigrette :

• Dans un petit bol, mélangez le jus de citron frais, l'huile d'olive, du sel et du poivre pour préparer la vinaigrette.

4. Assemblage de la Salade :

• Dans un grand saladier, mélangez les tranches de concombre, les morceaux de pastèque et la menthe ciselée.

5. Ajout de la Vinaigrette :

• Versez la vinaigrette sur les légumes et les fruits et mélangez doucement pour bien enrober.

6. Refroidissement :

• Placez la salade au réfrigérateur pendant environ 15 à 30 minutes pour que les saveurs se mélangent et que la salade soit bien fraîche.

7. Garniture (Facultatif) :

• Avant de servir, vous pouvez saupoudrer la salade de fromage feta émietté et de graines de tournesol ou de courge pour plus de texture et de saveur.

8. Servir :

• Servez la salade de concombre et de pastèque dans des assiettes individuelles.

Nutrition (Par Portion) :

• Calories : 80

• Glucides : 15 g

• Fibres : 2 g

Soupe Aux Légumes À Faible Teneur En Sodium

Description du Plat : Une soupe délicieuse et nourrissante, préparée avec un mélange coloré de légumes frais à faible teneur en sodium. Cette recette de soupe aux légumes à faible teneur en sodium est une option saine et réconfortante pour une entrée légère ou un repas équilibré.

Chaque portion est conçue pour contenir moins de 250 calories, ce qui en fait une option délectable et équilibrée.

Ingrédients :

• 1 oignon, haché

• 2 gousses d'ail, hachées

• 2 carottes, coupées en dés

• 2 branches de céleri, coupées en dés

• 1 poivron rouge, coupé en dés

• 1 tasse de haricots verts frais ou surgelés, coupés en morceaux

• 1 courgette, coupée en dés

• 4 tasses de bouillon de légumes à faible teneur en sodium (fait maison ou acheté)

• 1 cuillère à soupe d'huile d'olive

• Herbes aromatiques (thym, romarin, persil, etc.)

• Sel et poivre, au goût

• Jus de citron frais (pour la garniture)

• Persil frais haché (pour la garniture)

Instructions :

1. Préparation des Légumes :

• Lavez, épluchez et coupez tous les légumes en dés ou en morceaux.

2. Chauffage de l'Huile :

• Dans une grande casserole, chauffez une cuillère à soupe d'huile d'olive à feu moyen.

3. Sautage des Oignons et de l'Ail :

• Ajoutez les oignons hachés et faites-les sauter jusqu'à ce qu'ils deviennent translucides.

• Ajoutez l'ail haché et faites sauter pendant une minute de plus.

4. Cuisson des Légumes :

• Ajoutez les carottes, le céleri, le poivron rouge, les haricots verts et la courgette dans la casserole.

• Faites cuire les légumes pendant quelques minutes jusqu'à ce qu'ils commencent à ramollir légèrement.

5. Ajout du Bouillon :

• Versez le bouillon de légumes à faible teneur en sodium dans la casserole.

6. Assaisonnement :

• Ajoutez les herbes aromatiques, le sel et le poivre au goût. Remuez bien.

7. Cuisson de la Soupe :

• Laissez la soupe mijoter à feu moyen pendant environ 15 à 20 minutes, ou jusqu'à ce que les légumes soient tendres.

8. Rectification de l'Assaisonnement :

• Goûtez et ajustez l'assaisonnement en ajoutant plus de sel, de poivre ou d'herbes selon vos préférences.

9. Servir :

• Servez la soupe aux légumes à faible teneur en sodium dans des bols individuels.

10. Garniture :

• Avant de servir, ajoutez un filet de jus de citron frais et une pincée de persil frais haché sur chaque portion.

Nutrition (Par Portion) :

• Calories : 120

• Glucides : 20 g

• Fibres : 6 g

Houmous Sans Sel Ajouté Avec Bâtonnets De Légumes

Description du Plat : Un houmous crémeux et délicieux, préparé sans sel ajouté et accompagné de bâtonnets de légumes croquants. Cette recette de houmous sans sel ajouté avec bâtonnets de légumes est une option saine et savoureuse pour une collation nutritive ou une entrée légère. Chaque portion est conçue pour contenir moins de 250 calories, ce qui en fait une option délectable et équilibrée.

Ingrédients :

Pour le Houmous :

• 1 boîte (15 oz) de pois chiches cuits et égouttés

• 2 cuillères à soupe de tahini (pâte de sésame)

• 2 cuillères à soupe de jus de citron frais

• 2 gousses d'ail, hachées

• 2 cuillères à soupe d'huile d'olive extra vierge

• Eau (si nécessaire, pour ajuster la consistance)

• Poivre noir moulu, au goût

Pour les Bâtonnets de Légumes :

• Carottes, concombres, céleri, poivrons, etc., coupés en bâtonnets

Instructions :

Pour le Houmous :

1. Préparation des Pois Chiches :

• Rincez et égouttez les pois chiches cuits.

2. Mixage des Ingrédients :

• Dans un mixeur ou un robot culinaire, combinez les pois chiches cuits, le tahini, le jus de citron frais, l'ail haché et l'huile d'olive.

3. Mixage Jusqu'à Obtention d'une Consistance Lisse :

• Mixez les ingrédients jusqu'à obtenir une consistance lisse et crémeuse. Si nécessaire, ajoutez un peu d'eau pour ajuster la consistance.

4. Assaisonnement :

• Ajoutez du poivre noir moulu au goût. Évitez d'ajouter du sel pour maintenir une préparation sans sel ajouté.

Pour les Bâtonnets de Légumes :

5. Préparation des Légumes :

• Lavez, épluchez et coupez les légumes en bâtonnets de taille appropriée.

6. Servir :

• Servez le houmous sans sel ajouté dans un bol, accompagné des bâtonnets de légumes.

Nutrition (Par Portion) :

• Calories : 150

• Glucides : 20 g

• Protéines : 6 g

• Lipides : 7 g

• Fibres : 6 g

Wrap De Dinde Et De Légumes À Faible Teneur En Sodium

Description du Plat : Un wrap délicieux et équilibré, préparé avec de la dinde maigre et une variété de légumes frais à faible teneur en sodium. Cette recette de wrap de dinde et de légumes à faible teneur en sodium est une option nutritive et savoureuse pour un déjeuner ou un dîner léger. Chaque portion est conçue pour contenir moins de 250 calories, ce qui en fait une option délectable et équilibrée.

Ingrédients :

• 1 tortilla de blé entier ou de grains entiers

• 3-4 tranches de dinde maigre (sans sel ajouté)

• 1/4 de tasse de concombre, coupé en lanières

• 1/4 de tasse de poivron rouge, coupé en lanières

• 1/4 de tasse de laitue ou de roquette

• 1 cuillère à soupe de moutarde de Dijon

• 1 cuillère à café d'huile d'olive extra vierge

• Poivre noir moulu, au goût

Instructions :

1. Préparation des Légumes :

• Lavez soigneusement les légumes (concombre, poivron rouge, laitue ou roquette) et coupez-les en lanières.

2. Préparation de la Sauce :

• Dans un petit bol, mélangez la moutarde de Dijon et l'huile d'olive. Ajoutez un peu de poivre noir moulu pour assaisonner.

3. Assemblage du Wrap :

• Placez la tortilla sur une surface propre et plate.

4. Disposition des Ingrédients :

• Disposez les tranches de dinde maigre au centre de la tortilla.

• Ajoutez les lanières de concombre, de poivron rouge et les feuilles de laitue ou de roquette sur la dinde.

5. Ajout de la Sauce :

• Arrosez les légumes et la dinde avec la sauce préparée.

6. Enroulement du Wrap :

• Enroulez la tortilla fermement autour des ingrédients, en repliant les côtés au fur et à mesure.

7. Coupe du Wrap :

• Utilisez un couteau bien aiguisé pour couper le wrap en deux pour une présentation plus pratique.

8. Servir :

• Servez le wrap de dinde et de légumes à faible teneur en sodium.

Nutrition (Par Portion) :

• Calories : 200

• Protéines : 15 g

• Lipides : 6 g

• Glucides : 25 g

• Fibres : 4 g

CONCLUSION

En conclusion, il est indéniable que ce que nous mettons dans nos assiettes joue un rôle fondamental dans notre santé cérébrale et cardiovasculaire. En adoptant une approche réfléchie envers notre alimentation, nous pouvons potentiellement réduire les risques d'AVC, favoriser la récupération et améliorer notre qualité de vie. N'oublions pas que chaque petit choix que nous faisons en matière d'alimentation peut contribuer de manière significative à notre bien-être général. En travaillant main dans la main avec des professionnels de la santé et en adoptant des habitudes alimentaires saines, nous nous donnons les meilleures chances de préserver la santé de notre cerveau et de notre corps pour les années à venir. Votre parcours vers une meilleure santé commence par chaque bouchée que vous choisissez de prendre.

www.ingramcontent.com/pod-product-compliance
Lightning Source LLC
Chambersburg PA
CBHW050743260726
48661CB00001B/385